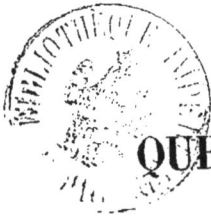

QUESTIONS

D'HYGIÈNE PUBLIQUE

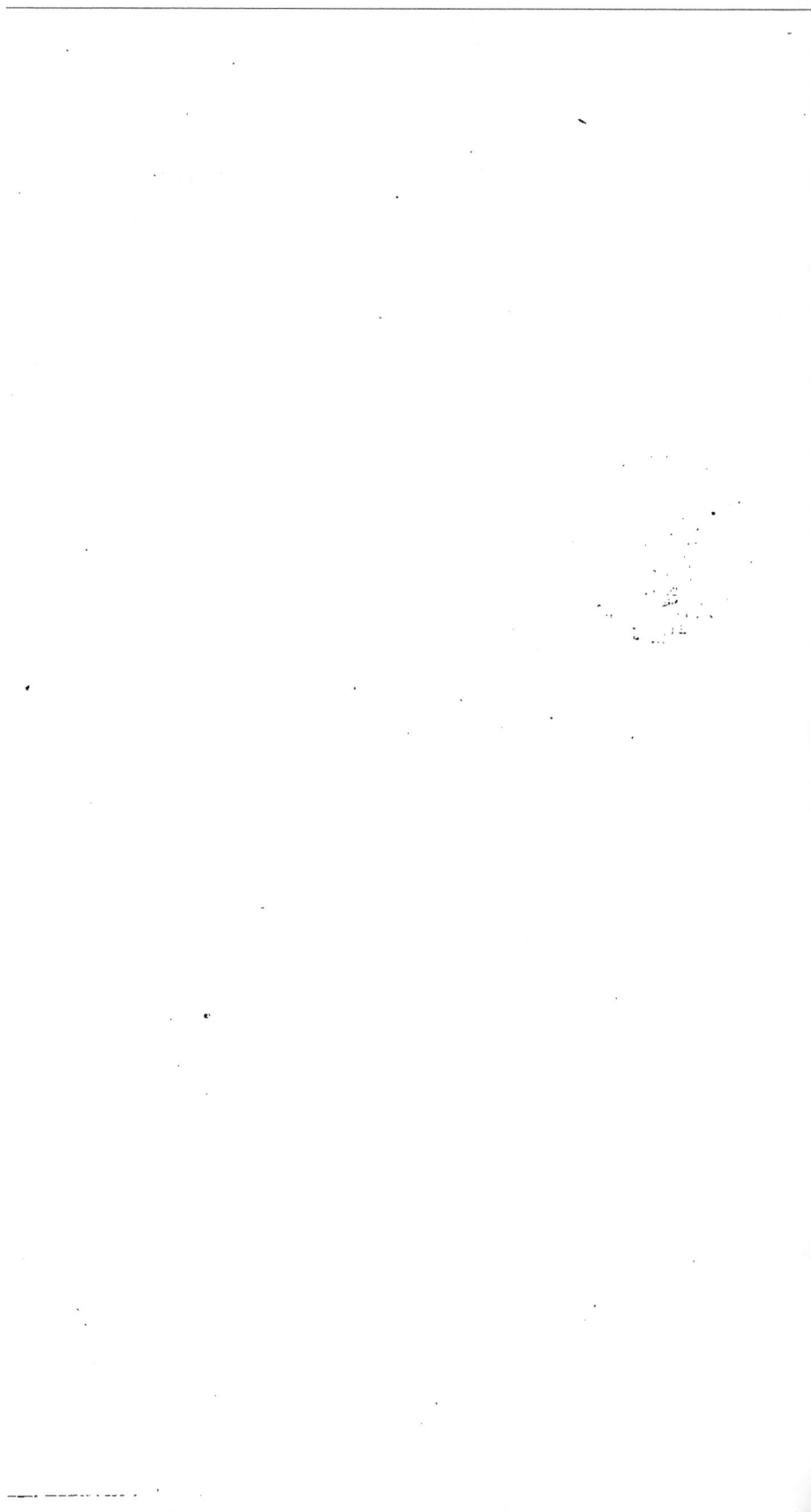

QUESTIONS

D'HYGIÈNE PUBLIQUE

RELATIVES A LA VILLE DE MAMERS

ET AUX COMMUNES ENVIRONNANTES

Présentées au Conseil d'Hygiène publique
et de Salubrité

DE L'ARRONDISSEMENT DE MAMERS

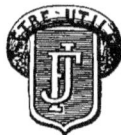

Par E. BRINDEJONC

DOCTEUR EN MÉDECINE DE LA FACULTÉ DE PARIS

SECRÉTAIRE DU CONSEIL D'HYGIÈNE

PRÉSIDENT DE LA COMMISSION D'INSPECTION DES PHARMACIES

DE L'ARRONDISSEMENT DE MAMERS

MAMERS

IMPRIMERIE DE JULES FLEURY

—

1864

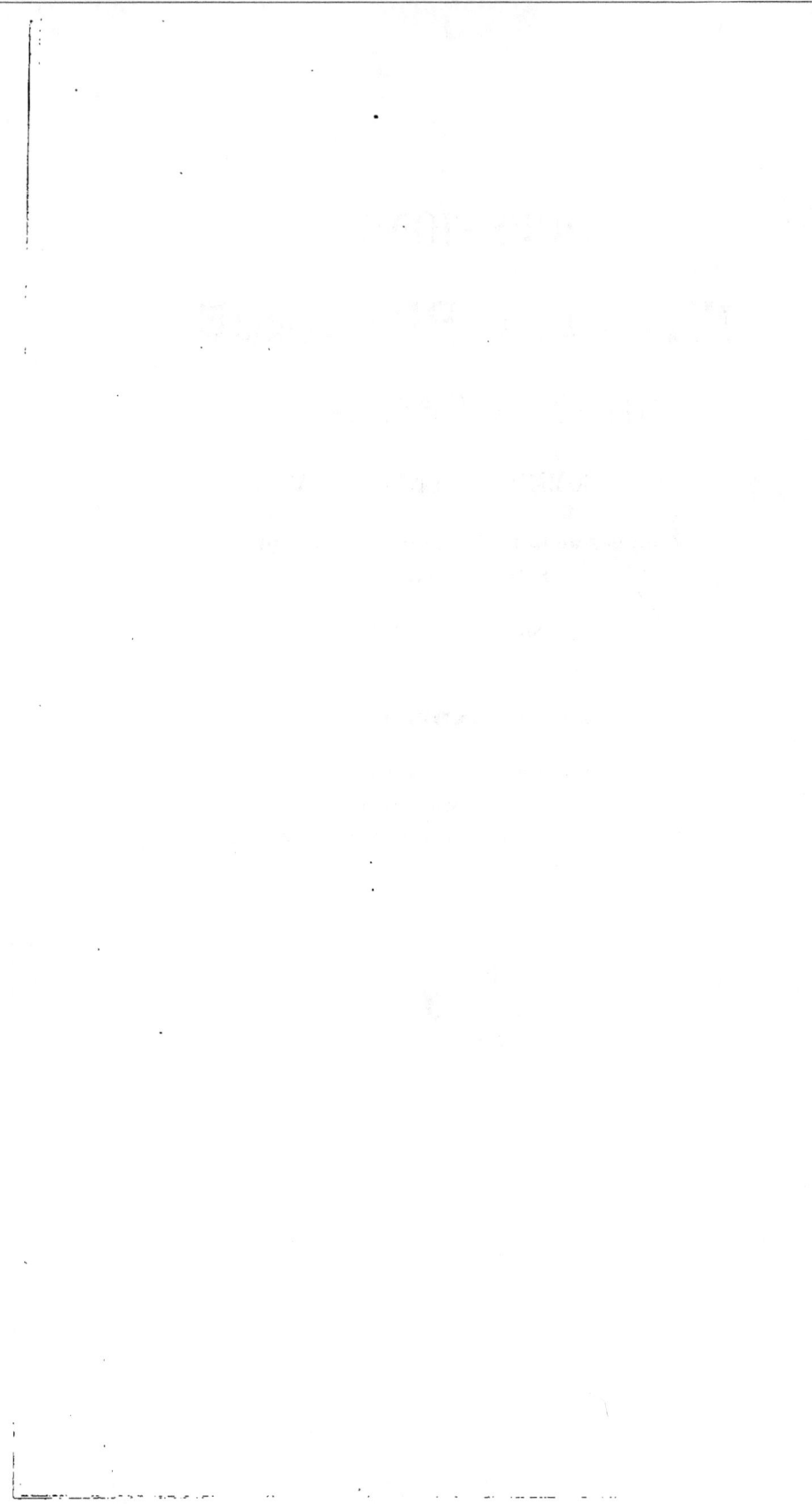

QUESTIONS

D'HYGIÈNE PUBLIQUE

RELATIVES A LA VILLE DE MAMERS

ET AUX COMMUNES ENVIRONNANTES

**Présentées au Conseil d'Hygiène publique
et de Salubrité**

DE L'ARRONDISSEMENT DE MAMERS

MESSIEURS,

Les conditions hygiéniques, dans lesquelles se trouve une localité, ont une si grande influence sur la santé des habitants qu'il m'a semblé utile de vous faire part de mes observations à ce sujet, en ce qui concerne la ville de Mamers et les communes environnantes.

Se rendre compte des modifications que subissent les individus soumis à certaines influences de climat, de nourriture, d'habitudes, etc., c'est une étude intéressante pour tout le monde et très-importante pour le médecin. Par cette étude seulement on peut arriver à un traitement en rapport avec la manière dont se comporte la maladie dans le pays où le médecin exerce. En effet, si les maladies tirent un caractère particulier des conditions dans lesquelles elles se développent, et cela ne saurait être mis en doute, leur traitement doit différer d'un pays à un autre.

Sans prétendre que l'hygiène bien observée puisse empêcher le développement de toutes les maladies, il est certain que, par l'application des règles hygiéniques, la santé d'un pays peut être heureusement modifiée, et l'on a trop négligé cette partie si importante des sciences médicales.

L'hygiène publique surtout doit être l'objet de sérieuses études. Ce n'est plus en effet un seul homme que l'on s'efforce de guérir, c'est une population entière que l'on veut soustraire à la maladie, en indiquant ses causes pour les faire disparaître.

Aussi, dans une étude de ce genre, l'hygiéniste doit entrer dans des détails en apparence futils; mais qui souvent ont une grande importance.

Dans un premier paragraphe je décrirai les conditions hygiéniques de Mamers et des communes environnantes.

Dans un second paragraphe j'essaierai d'indiquer les moyens d'améliorer les conditions actuelles.

§ 1er.

CONDITIONS HYGIÉNIQUES

DE LA VILLE DE MAMERS

ET DES COMMUNES ENVIRONNANTES.

Topographie. — Bâtie sur deux côteaux, entre lesquels coule la petite rivière la Dive, la ville de Mamers offre une étendue considérable par rapport à sa population de 5,749 habitants. Ses rues sont larges, ses places sont grandes, et, dans peu de villes, les propriétaires possèdent d'aussi vastes jardins. Les rues sont propres par suite de l'écoulement naturel des eaux vers la Dive. La population en général, et la classe ouvrière en particulier, est logée dans des conditions de salubrité que l'on rencontre rarement.

Si de Mamers nous nous transportons aux environs, nous trouvons à 8 kilomètres, au nord, la forêt de Perseigne dont le sommet domine tout le pays et en constitue la grande arête.

Des deux plans inclinés que forme la forêt de Perseigne, l'un regarde le nord, l'autre le midi. Le sommet et le versant nord appartiennent aux terrains primitifs et présentent des schistes argileux, quelques roches granitiques, du grès blanc à veines rouges.

Presqu'au bord de la forêt, de ce côté, près le bourg de La Fresnaye, se trouve l'étang de Chédoué qui, chaque année, se dessèche en partie. Plus loin, les belles prairies de Saint-Paul et de Roullée, sur les bords, de la Sarthe.

Le versant sud de la forêt de Perseigne, qui doit nous occuper davantage, appartient aux terrains secondaires. Là commence le calcaire jurassique que nous voyons s'étendre partout aux environs de Mamers. Il se présente sous la forme de l'oolithe moyenne, dans le fond des vallées de la Dive et des autres cours d'eau, et sous la forme de l'oxford-clay, sur les éminences.

De ce versant sud, qui se prolonge en

côteau jusqu'à la forêt de Bellême, sortent les petites rivières et les ruisseaux qui viennent arroser Mamers et les environs, et, d'après sa composition géologique, on peut déjà prévoir quelle est la qualité des eaux qui en proviennent.

Le sol, de médiocre qualité dans la plupart des communes qui avoisinent notre ville, devient plus productif à mesure qu'on s'en éloigne. On reste étonné de voir que l'on ait bâti Mamers dans le lieu le moins fertile de l'arrondissement.

A peu de profondeur on trouve la pierre et, presque partout, une couche d'argile imperméable aux eaux; aussi, même dans les endroits relativement élevés, le sol est humide.

La terre ne se dessèche guère que par évaporation; il en résulte les mêmes émanations de miasmes que dans les marécages. Les pluies abondantes qui font assez souvent déborder nos petites rivières, parfois dans une grande étendue, produisent aussi le même résultat. Il ne faut pas dès lors s'étonner si les fièvres intermittentes, remittentes, les névralgies sont très-fréquentes dans notre pays. J'aurai du reste plus tard l'occasion de revenir sur ce sujet.

Eaux. — D'après la composition des terrains de Mamers et des environs, il est facile de prévoir que toutes les eaux sont très-chargées de sels calcaires.

Le tableau suivant qui donne le résultat des expériences que depuis deux ans j'ai faites avec l'hydrotimètre en est la preuve :

DÉSIGNATION DES EAUX.

	DEGRÉ HYDROTIMÉTRIQUE
Fontaine de Rosette très-peu abondante.	20°
Rivière la Dive, à Montplaisir.	24°
Puits de la rue du Plat-d'Étain.	28°
Puits, place des Grouas.	33°
Fontaine de la Chauvinière.	33° 5
Réservoir de Poudreuse. (Fontaines de la place des Halles, rue du Sabot, rue Notre-Dame, de l'Hôpital, du Gué-Galerne).	33°
Fontaine du Levraut (Mamers).	33°
Puits de la Mare-Gautier (Mamers).	37°
Sources du Servoir, à Contilly.	24° 5
Sources de Clairefontaine (Contilly).	26°
Ruisseau le Rutin, à Pontgirard.	26°
Puits de la Croix-Rouge, à Commerveil.	29°

Ruisseau de l'Huigne, au Pont-d'Aulne
(Suré) 29º
Ruisseau des Ormes, à la route de Bellême
(Origny-le-Roux) 30º

Comme on le voit, toutes ces eaux sont de médiocre qualité ; plusieurs sont très-mauvaises.

Or, jusqu'à ce jour, la ville de Mamers n'a guère été alimentée que par les sources de Poudreuse qui doivent compter parmi les plus insalubres, puisqu'elles marquent 33º hydrotimétriques.

Quels peuvent être les mauvais effets de ces eaux ? Le professeur Bouchardat s'exprime ainsi sur la qualité des eaux potables :

« Lorsqu'on fait un usage habituel d'une eau
« trop chargée de matières organiques ou de
« sels et particulièrement de sulfates, cette bois-
« son peut contribuer à rendre une bonne ali-
« mentation insuffisante. » (De l'alimentation insuffisante, Paris 1852, page 59).

Pesche, dans le Dictionnaire Statistique de la Sarthe, art. nosologie, émet l'opinion suivante :

« On observe à Mamers un assez grand nom-

« bre de goîtres et la carie presque générale
« des dents, ce que l'on attribue, probablement
« avec raison, à l'état des eaux servant aux
« usages domestiques. »

Bien souvent j'ai eu l'occasion de constater
la justesse de ces observations.

Non-seulement les eaux de Mamers sont malsaines, mais elles sont encore insuffisantes par
rapport à la population de la ville ; et chaque
habitant est loin d'avoir à sa disposition la
quantité d'eau que doit normalement consommer
un individu.

Alimentation. — Il est peu de contrées en
France où la nourriture, à la campagne, soit
aussi mauvaise que dans les environs de Mamers.
Elle se compose en effet principalement de pain
d'orge, mal préparé, de pain de seigle et de
froment (méteil) ou d'orge et d'un peu de
froment (mouture), de soupes très-maigres, d'un
peu de beurre salé, souvent rance, de fromage
fait avec du lait écrémé, de quelques légumes
et de pommes cuites ; jamais de viande à moins
de circonstances solennelles.

Avec un tel régime l'homme ne peut évidemment pas être vigoureux et par suite donner une bien grande somme de travail.

A Mamers la classe ouvrière se nourrit mieux que dans les campagnes. Cependant il est fàcheux de voir le luxe faire ici, comme partout du reste, sacrifier le nécessaire au désir de paraître.

La nourriture des enfants n'est pas plus conforme aux préceptes de l'hygiène. Rarement ils sont allaités. Tantôt on leur donne à boire du lait pur ; on les gorge de bouillie, sous prétexte de les faire profiter. Tantôt on leur fait boire du cidre, au bout de quelques semaines, ou bien on mélange à leur bouillie de la décoction de tête de pavot sous prétexte de *rompre les tranchées*. On empêche la digestion en engourdissant l'estomac, et l'enfant tombe dans le marasme.

Ce sont surtout les malheureux enfants, que par spéculation les nourrices vont chercher à Paris, qui sont soumis à cette alimentation irrationnelle ; aussi combien en voit-on mourir des suites de ce régime. Parmi ceux qui résistent, beaucoup présentent des signes de scrofules ou de rachitisme. Leurs dents sont cariées dès la première enfance ; souvent elles sont réduites à l'état de petits tubercules noirs qui dépassent à peine les gencives. Le ventre est très-développé ; les jambes et les bras sont petits.

Plus tard on envoie les enfants à l'école. Ils partent le matin avec un morceau de pain noir et un fruit ; voilà leur nourriture pour la journée, au moment de leur croissance. Démontrer l'insuffisance d'un pareil régime est bien chose superflue.

On reproche aux habitants de nos campagnes leur indifférence pour l'instruction de leurs enfants. On a raison ; il serait à désirer de voir l'instruction plus répandue. Mais il faut une certaine énergie de la part d'un père et d'une mère, lorsque le temps est mauvais, pour faire faire le matin 3 à 4 kilomètres à leurs enfants qui se rendent à l'école ; pour laisser ces enfants mouillés toute la journée, n'ayant que la triste nourriture dont j'ai parlé et que souvent les enfants laissent pour aller jouer.

A Mamers, les indigents reçoivent dans les maisons d'éducation des soins que je me plais à constater. Ces maisons, parfaitement dirigées, rendent les plus grands services. Mais tout le monde déplore l'insuffisance des appartements dans lesquels ces enfants sont enfermés toute la journée.

L'enfance s'est passée dans les conditions que je viens d'indiquer; l'âge de la puberté arrive. Le jeune homme est malingre, sujet aux fièvres intermittentes qui sont très-fréquentes dans notre pays. La jeune fille est chlorotique, trop souvent phtisique. Heureux encore quand elle n'est pas saignée par un des empiriques dont fourmillent nos campagnes, sous le prétexte que le sang la gêne.

Le corps de ces jeunes gens est étiolé; ils sont incapables de cultiver la terre. Ils viennent dans les villes chercher des travaux moins fatigants et la campagne manque de bras.

Les habitants de notre pays se ressentent beaucoup de leur nourriture insuffisante. Il ne faut pas chercher chez eux l'activité que l'on rencontre dans certaines contrées de la France:

« Ubi fames laborandum non est » (Hippocrate, section II, Aphor. 16).

Nous n'avons pas ici le teint de la nature

normande, nous n'en avons pas non plus la santé.

L'estomac digère mal les aliments de mauvaise qualité qu'on lui donne ; il y a dyspepsie, renvois acides, flatulance : on appelle cela *avoir de la vapeur.*

Les forces de l'estomac s'épuisent et les médecins constatent très-souvent des lésions de cet organe.

Ne faudrait-il pas attribuer à cette cause le grand nombre de squirrhes de l'appareil digestif que l'on rencontre aux environs de Mamers ?

Boisson. — La boisson ordinaire de notre pays est le cidre. On le distingue en cidre sans eau ou gros cidre et en petit cidre. Ce dernier, est fait avec de l'eau dans laquelle on a fait tremper des pommes broyées une seconde fois, après qu'on en a extrait le jus pour faire le gros cidre. C'est le petit cidre que l'on boit à la campagne. Il faut de grandes occasions pour que le maître, même dans les fermes importantes, donne du gros cidre à ses ouvriers.

Lorsque le cidre est bien fait, il est suffisamment alcoolique pour faciliter la digestion ; mais chez des hommes livrés à des travaux pénibles, le petit cidre n'est pas suffisant : c'est presque de l'eau.

Industrie et Commerce. — Les conditions de salubrité dans lesquelles s'exerce l'industrie d'un pays, ont la plus grande influence sur la santé de ceux qui s'y livrent.

L'industrie principale de Mamers est la fabrication de la toile, et presque tous les tisserands travaillent, dans des caves situées au-dessous de leurs maisons, le fil qui leur est fourni par les fabricants. Les caves sont généralement vastes, saines, bien aérées et contiennent très-rarement plus de deux métiers. Il n'y a pas de grande manufacture. L'ouvrier dans ces conditions n'est séparé ni de sa femme, ni de ses enfants. La vie de famille n'est pas détruite comme dans les grandes villes manufacturières où chaque matin le père et la mère vont chacun de leur côté au travail, laissant leurs enfants entre les mains de personnes qui font métier de les garder pendant le jour.

Malheureusement la fabrique de Mamers n'est pas en voie de prospérité. Cette décadence tient-

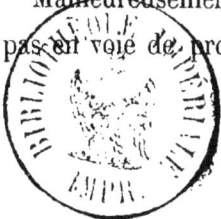

elle comme on le dit, à la concurrence du tissage mécanique, ou bien à ce que les ouvriers sont à la discrétion de quelques maîtres fabricants?

En 1829, Mamers occupait plus de 2,000 ouvriers à la fabrication de la toile, 1,200 au tissage, et 800, en grande partie des vieillards, des femmes et des enfants, pour ourdir les chaînes, faire les lames, les canettes et les trames (Cauvin, essai statistique sur l'arrondissement de Mamers).

Lé nombre des ouvriers tisserands est aujourd'hui beaucoup moins considérable puisqu'il né s'élève plus qu'à 1,200, y compris les femmes et les enfants.

En 1825, la population de Mamers était de 5,846 habitants; aujourd'hui, elle n'est que de 5,749.

Cette diminution dans le nombre des tisserands et en même temps dans le nombre des habitants de notre ville doit être attribuée d'abord à la prédominance des décès sur les naissances, puis à la tendance qu'ont les ouvriers à se diriger vers Paris, pour chercher l'augmentation d'un salaire qu'ils trouvent insuffisant.

Voici le relevé des naissances et des décès pendant les cinq dernières années.

ANNÉES.	NAISSANCES.	DÉCÈS.
1859	116	206
1860	137	144
1861	112	164
1862	106	137
1863	97	158

Ces chiffres prouvent d'abord une prédominance très-grande des décès sur les naissances, 809 décès sur 568 naissances.

On peut constater en outre que le nombre des naissances depuis 1860, va en diminuant. En serait-il ainsi, si le pays était salubre et la population livrée à une industrie lucrative ? Non.

Consultons plutôt les registres de l'époque où la fabrique de toile était florissante à Mamers : voici ce que l'on y trouve :

De 1803 à 1812.

NAISSANCES.	DÉCÈS.
1,681	1,551

De 1813 à 1822.

NAISSANCES.	DÉCÈS.
1,574	1,335

C'est-à-dire une prédominance des naissances sur les décès, comme actuellement partout en France, et en outre en moyenne 160 naissances par an.

Pour combler ces vides, qui vient habiter Mamers ? D'abord des cultivateurs retirés qui veulent jouir du fruit de leur travail ; surtout des indigents qui des campagnes viennent dans notre ville où les attirent la bienfaisance bien connue de quelques personnes riches, et l'espoir d'être mis au bureau de charité.

Dans les communes qui environnent Mamers, la plupart des hommes qui ne sont pas cultivateurs sont tisserands. Chacun a chez soi son métier à toile dans un appartement généralement sain ; et on peut appliquer aux tisserands des campagnes ce qui a été dit de ceux de Mamers.

Depuis un certain temps une autre industrie a pris une grande extension dans notre pays, c'est la fabrication des gants et des coiffures en filet.

Pendant la belle saison ce travail agréable, qui n'occasionne aucune fatigue, se fait en plein air, et par conséquent dans des conditions très-favorables à la santé. Aussi, voit-on un grand nombre de jeunes filles et même de femmes renoncer aux travaux plus pénibles pour se livrer à la fabrication du filet.

Agriculture. — L'agriculture doit aussi nous occuper à cause de son importance dans le pays et du grand nombre de bras qu'elle occupe. Les habitations des cultivateurs sont souvent mal exposées et malsaines par le manque du nombre d'ouvertures suffisantes à une bonne aération.

Dans les cours, devant les habitations se trouvent les fumiers et des mares d'un niveau variable. De cette disposition résultent de graves inconvénients. D'abord une grande humidité règne toujours dans les maisons, et celles-ci sont en outre exposées à des miasmes d'une insalubrité extrême. La plupart du temps les mares reçoivent le purin des fosses à fumier; elles sont aussi soumises à l'action directe du soleil. Aussi, les voit-on rapidement se recouvrir d'une nappe verte, composée en grande partie de lentilles d'eau ou lemnas. Bientôt arrive la fermentation; l'eau se colore en jaune fauve et exhale une odeur fétide. Sous l'influence de l'évaporation, les mares

III

se dessèchent en totalité ou en partie et donnent lieu à une production incessante de gaz et de miasmes très-nuisibles. Leur influence nuisible est incontestable et les fièvres qui presque annuellement désolent notre pays, pourraient bien en provenir.

Nos principaux produits agricoles sont : 1º Les céréales qui peuvent, année moyenne, suffire à la nourriture des habitants ; 2º Les pommes à cidre qui sont devenues depuis quelque temps l'objet d'un commerce important ; 3º Le chanvre. La culture du chanvre, quoique moins productive dans nos environs que dans d'autres cantons de notre département, où la terre est meilleure, n'est pas sans importance par rapport à la richesse du pays ; mais elle ne doit être étudiée ici qu'au point de vue de l'hygiène.

Les émanations que produit le chanvre sur pied, ont un effet très-appréciable sur les personnes qui l'arrachent ou même sur celles qui s'arrêtent quelque temps dans les terres où on le cultive. Ainsi, j'ai vu plusieurs fois des ouvriers pris de nausées et de vertiges, pour s'être endormis dans des champs de chanvre, lorsqu'ils

le cueillent, et deux fois même, dans ces circonstances, du délire et des vomissements se sont
produits. Ceci ne surprendra nullement ceux qui
savent que le hatchisch est extrait du chanvre
indien.

Les diverses préparations que subit le chanvre
avant de pouvoir être employé et notamment
l'opération du rouissage sont certainement une
cause d'insalubrité pour les ouvriers et pour tout
le pays. Aussi, malgré l'opinion contraire d'hommes
éclairés, je ne saurais admettre qu'une matière
végétale, mise dans l'eau pour obtenir par la
putréfaction la décomposition de son tissu cellu-
laire, n'influe en rien sur la santé des habitants
d'une contrée. Le dégagement d'hydrogène car-
boné et de gaz ammoniacaux, qui se produit dans
ces circonstances, altère la composition de l'air,
surtout lorsque le rouissage se fait, comme dans
nos environs, sur une assez grande échelle.

A cette influence délétère il faut joindre la
mauvaise qualité des eaux qui ont servi au rouissage. Le poisson y périt et l'on en trouve souvent
une grande quantité sur le bord des cours d'eau.

Après le rouissage, le chanvre est desséché et

broyé pour séparer la fibre textile de la partie
dure de l'écorce. Ce travail se fait dans les fermes.
Souvent les médecins ont occasion de voir des
abcès graves succéder aux piqûres faites par les
parties dures de l'écorce que l'on nomme aigrettes,
et il faut admettre qu'il existe un principe
septique résultant de la décomposition des matières organiques par le rouissage. Ce principe
rend ces blessures plus dangereuses que de
simples piqûres.

§ 2me.

DES AMÉLIORATIONS A APPORTER
AUX CONDITIONS HYGIÉNIQUES

DE MAMERS ET DES ENVIRONS.

L'étude que nous venons de faire serait sans
but pratique si nous ne nous proposions d'indiquer
les améliorations que l'on pourrait apporter à
l'état actuel. Nous reprendrons pour cela la divi-
sion adoptée dans la première partie de ce travail.

La ville de Mamers, avons-nous dit, présente
des conditions de salubrité exceptionnelles par la
propreté de ses rues, les bonnes conditions hygié-

niques de ses maisons, l'étendue de ses jardins ;
mais il y a encore des améliorations à faire.

Mamers n'a pas d'abattoirs. Démontrer l'utilité
d'abattoirs dans une ville, serait chose superflue. La dépense en outre donnerait un bon
revenu comme il est facile de s'en convaincre par
l'exemple d'autres villes. Les animaux de bou-
cherie pourraient toujours être soumis à l'examen,
ce qui est presque impossible avec le système
actuel. Les débris et les liquides qui proviennent
de l'abattage ne seraient plus jetés sur des fumiers,
chez les bouchers, au milieu de la ville', comme
cela se pratique journellement, et leur décomposition n'engendrerait plus ces gaz produits par la
putréfaction, et très-délétères pour la santé. En
même temps l'odeur, qui s'exhale de ces foyers
d'infection, ne blesserait plus l'odorat des pas-
sants, ce qui serait déjà quelque chose.

En attendant l'établissement d'abattoirs, il
serait à désirer de voir prescrire, dans toutes les
cours des boucheries et dans les établissements
insalubres, des arrosages fréquents avec la solution
d'acide phénique au 100°. L'acide phénique, dont
les propriétés désinfectantes et antiputrides ont

été mises en relief dans le remarquable travail du Dr Lemaire, est d'un prix très-peu élevé. La dépense insignifiante qui résulterait de cette précaution serait largement compensée par le bénéfice que l'on en retirerait au point de vue de l'hygiène.

Eaux. — L'insuffisance et la mauvaise qualité des eaux, qui alimentent Mamers, ont depuis long-temps éveillé la sollicitude de l'administration. Un projet qui semble offrir les meilleures conditions de réussite est en voie d'exécution. Nous touchons en effet au moment où les sources de Clairefontaine, situées à 8 kilomètres nord de Mamers, dans la commune de Contilly, vont par dérivation donner à notre ville des eaux abondantes et aussi bonnes que possible dans nos terrains. La réussite de ce projet sera un grand bienfait, car le manque d'eau pour une ville est à tous égards la plus grande des privations.

Alimentation et Boisson. — Les améliorations à faire à ce sujet sont très-grandes. D'abord le pain, tel qu'il est préparé dans les fermes, est très-indigeste et n'est pas suffisamment réparateur. Il faudrait y introduire davantage de farine de froment. Il faudrait aussi, ce qui est très-important pour rendre le pain d'une digestion plus facile, lui donner par le travail le degré de fermentation nécessaire. D'un autre côté, si l'habitant des campagnes, travaillant au grand air, a besoin d'une nourriture moins bonne que l'ouvrier de la ville, il lui faut cependant, dans notre pays surtout, où il est exposé aux émanations du sol, une alimentation plus réparatrice que celle qu'on lui donne. La viande est nécessaire; qu'on y joigne pour boisson du cidre de bonne qualité et l'on aura des hommes plus laborieux, parce qu'ils seront mieux portants.

Il ne sera plus nécessaire, à l'époque de la moisson, de les exciter avec des boissons fortes, pour en obtenir du travail, et, à l'automne, les médecins n'auront pas autant l'occasion de traiter des inflammations des organes digestifs.

Il en est de l'homme comme de la terre; on retrouve toujours les améliorations que l'on y fait. La comparaison du travail des ouvriers anglais et français, employés au chemin de fer de Rouen, a bien démontré l'influence de l'alimentation sur la somme de travail obtenu, comme

le fait très-bien observer le professeur Bouchardat
dans le mémoire déjà cité.

Les anglais se nourrissaient mieux et tra-
vaillaient beaucoup plus.

Mais il sera bien difficile de faire comprendre
aux cultivateurs que l'économie qu'ils prétendent
faire sur leur nourriture et celle de leurs ouvriers tourne à leur détriment.

En ce qui concerne les enfants, si les mères
ne les nourrissent pas, ce qui à mon avis, à moins
de circonstances graves, est manquer à leurs
devoirs de mère, il faut leur donner un régime
lacté en rapport avec leur âge, s'en rapporter
pour cela aux conseils du médecin dont l'expé-
rience devrait passer avant les préjugés que les
malheurs de chaque jour ne peuvent déraciner.

Quant aux nombreux nourrissons de Paris, qui
sont à Mamers et dans les communes voisines,
il serait à désirer de les voir surveillés par un
médecin inspecteur, chargé de les visiter et à
l'occasion de prévenir les parents et même les
autorités, dans les cas trop fréquents où les
nourrices ne remplissent pas leurs devoirs. Il
faudrait surtout faire punir d'une façon exem-

plaire l'emploi de la décoction de pavot, dans la nourriture des enfants, car c'est un véritable empoisonnement.

Cette inspection des enfants est pratiquée dans beaucoup de départements par les bureaux de placement. Il est à désirer que cette mesure devienne générale.

Un mot seulement au sujet des écoles. L'administration s'occupe de mettre les maisons d'école des campagnes dans les conditions de salubrité nécessaires pour soustraire les enfants aux funestes effets de l'encombrement. Pourquoi ne réaliserait-elle pas une autre amélioration, en faisant distribuer une soupe, à chaque enfant, au milieu de la journée? Chez des enfants qui doivent se livrer plus tard aux travaux pénibles de la campagne, il faudrait fortifier le corps par l'observation des règles de l'hygiène, en même temps que l'on développe l'intelligence par le travail.

Quant à l'insuffisance des écoles de Mamers, elle est reconnue de tout le monde ; mais il est à craindre que les différents projets, que l'on présente depuis longtemps, restent encore longtemps à l'état de projets.

IV

Industrie et Commerce. — Signaler ce qui existe est tout ce que je puis faire dans un travail de ce genre. A d'autres plus compétents de trouver le remède, soit en s'efforçant de relever notre industrie des toiles, soit en cherchant à développer une industrie nouvelle qui, offrant aux travailleurs un salaire suffisant, les retiennent dans notre ville.

Agriculture. — Sous ce titre, j'ai parlé des conditions de salubrité des habitations des cultivateurs et des inconvénients qui résultent de la culture de certains de nos produits agricoles, notamment du chanvre.

L'importance de l'aération des maisons est si facile à comprendre pour l'homme sain et surtout dans les cas de maladies épidémiques ou contagieuses qu'il est inutile d'y insister. Mais, en ce qui concerne les fumiers et les mares, je crois utile d'entrer dans quelques détails.

Les cours devant les habitations doivent toujours être parfaitement sèches ; les fumiers doivent être placés derrière les étables. Des fosses spéciales doivent recevoir le purin dont la propriété fertilisante est si considérable. Jamais le purin ne doit se rendre dans les mares.

Les mares, placées autant que possible dans des endroits déclives où les eaux pluviales se rassemblent, doivent avoir plus de profondeur qu'on ne leur en donne généralement, afin de pouvoir en diminuer la surface et donner moins de prise à l'évaporation. La partie accessible aux animaux doit être pavée ou macadamisée, pour éviter cette boue noire et fétide occasionnée par le piétinement.

Il faut en outre planter, sur les bords, des arbres qui préservent l'eau de l'action directe du soleil. Il faut enlever les lentilles d'eau à mesure qu'elles se produisent. Enfin, si la mare se dessèche notablement sous l'influence des chaleurs, et que l'eau devienne infecte, il faut employer le moyen indiqué par M. J. Girardin, de Rouen, et qui consiste à y jeter plusieurs kilogrammes de noir animal, grossièrement moulu. Ce moyen peu coûteux réussit parfaitement à purifier l'eau.

Après le rouissage du chanvre, l'emploi du noir animal dans les mares, pourrait rendre de grands services.

Mais à cet égard, espérons que, grâce aux progrès des sciences appliquées à l'industrie, nous verrons une autre opération remplacer le rouissage des chanvres. Ce serait une grande cause d'insalubrité de moins. Faisons donc des vœux pour la réussite des expériences que l'on fait à ce sujet.

Si, alors, les améliorations que j'ai signalées dans la construction des mares étaient réalisées ;

Si le drainage qui réussit partout, même dans les terres de *grouas,* c'est-à-dire où la pierre affleure le sol, venait diminuer l'influence de l'évaporation dans un pays qui surtout, au nord et à l'ouest, est presque entièrement privé d'arbres;

Si l'étang, ou plutôt le marais de Chédouet qui donne à La Fresnaye tant de fièvres, et dont l'influence dans les épidémies se fait sentir jusqu'à Mamers, était desséché,

On pourrait dire qu'on aurait réalisé une grande amélioration dans les conditions de salubrité de ce pays.

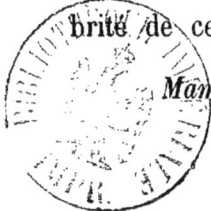

Mamers, le 22 août 1864.

E. BRINDEJONC.

Mamers. — Imp J. Fleury. — 1864. (650)

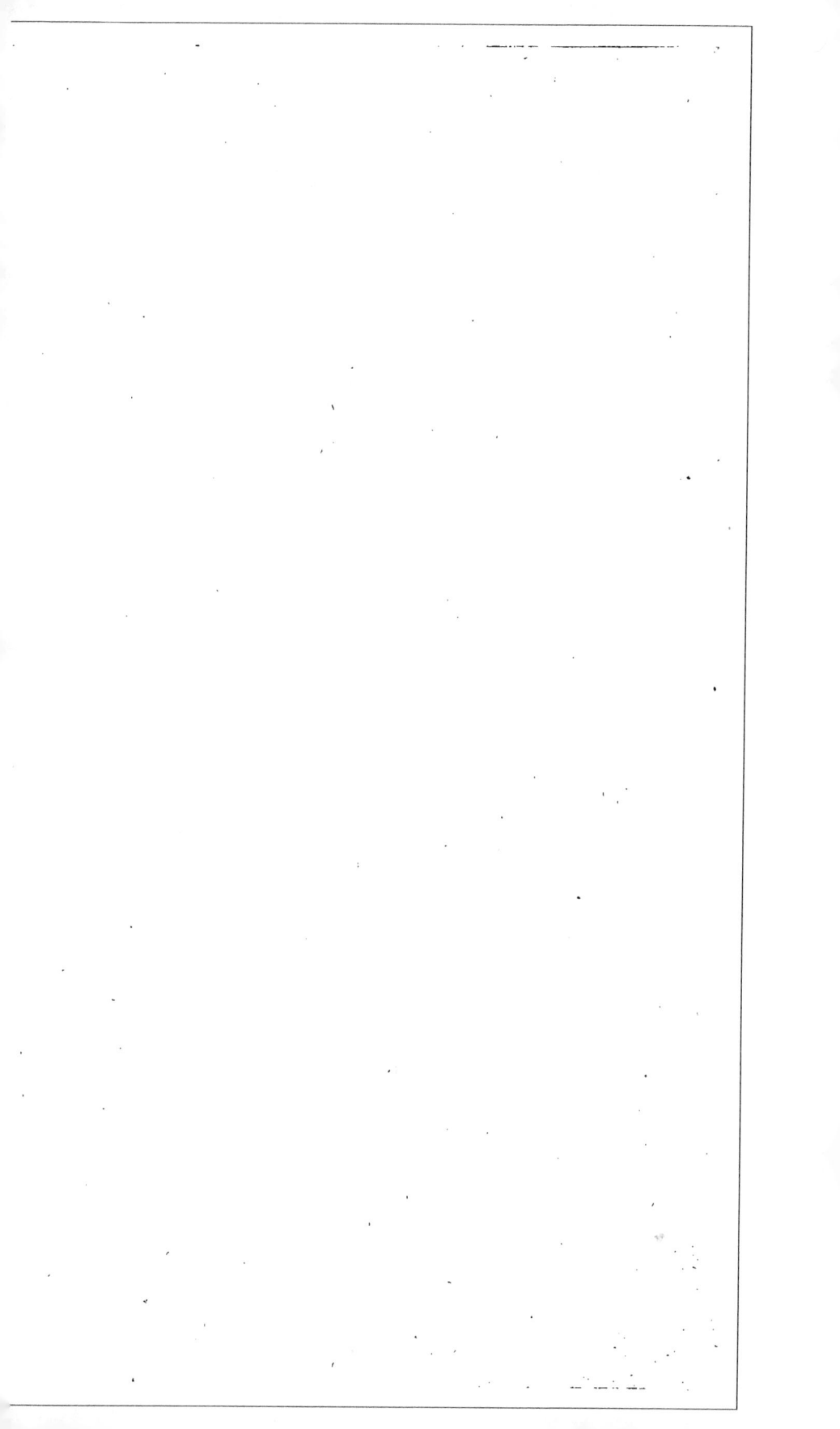

www.ingramcontent.com/pod-product-compliance
Lightning Source LLC
Chambersburg PA
CBHW060457200326
41520CB00017B/4826